# Setenta de suas perguntas sexuais mais embaraçosas - respondidas

## Introdução

Como é o sexo? E você é o único que não está fazendo isso? Dói pela primeira vez? Você tem que se preocupar se você está apenas fazendo sexo oral? Leia sobre respostas reais e conselhos sobre como se conectar, sua primeira vez, como saber que você está pronto e muito mais.

## Primeira vez sexo e intimidade

1 Q.    No outro dia, meu namorado e eu estávamos nos conectando, e ele colocou os dedos dentro da minha vagina. Fiquei realmente surpreso e não esperava que ele fizesse isso, mas deixei ele de qualquer maneira. Enquanto ele estava fazendo isso, começou a doer, então eu disse a ele para parar. Isso é normal?

A.      O que você sentiu é totalmente normal. As vaginas

são sensíveis e precisam ser tratadas MUITO gentilmente.

Mais importante, no entanto, o seu namorado não deve

surpreender você assim. Se você e seu parceiro quiserem

ficar mais íntimos fisicamente, isso precisa ser uma

decisão mútua - não algo que eles decidam por conta

própria. Se este não for um passo com o qual você se sente

confortável, informe-os. Diga-lhes: "Eu realmente gosto de

você, mas não estou pronto para isso". Não é seu

responsabilidade de ler a mente de sua abelha, e eles

devem sempre pedir o consentimento à medida que você

começa a ficar mais íntimo um do outro.


2 Q.      Quão doloroso é o sexo da primeira vez?

A.      Isso varia. Para algumas meninas, não há dor

alguma; para outros, o sexo pode ser desconfortável.

Algumas meninas sentem desconforto quando o hímen se

estende ou rasga, o que pode causar um pequeno sangramento. Às vezes, uma garota pode não ficar excitada (ou está se sentindo nervosa) para que sua vagina não seja lubrificada o suficiente para uma experiência confortável. Os preservativos lubrificados podem ajudar. E, é claro, os casais devem sempre usar preservativo toda vez que fizerem sexo para se protegerem contra gravidez não planejada ou doenças sexualmente transmissíveis (DSTs). Às vezes, será desconfortável nas primeiras tentativas, e então começará a se sentir melhor. Em geral, no entanto, se você estiver sentindo muita dor durante o sexo, converse com seu médico.

3 Q.    Todo mundo diz que sexo é divertido e que é bom. Sou virgem e curiosa - isso é realmente verdade?

A.    Sim, o sexo pode ser divertido e se sentir bem, mas não é verdade que o sexo apenas "se sente bem" em qualquer situação. É impossível separar o ato sexual da pessoa com quem você está fazendo - ou a pessoa que você é. Porque se você não está realmente pronto para fazer sexo, ou se está fazendo um relacionamento errado ou com a pessoa errada, você se preocupará demais com isso. Mas se você se sentir totalmente confortável e preocupado, e sexo for algo que você realmente se sente pronto, então sim! Pode ser uma experiência incrível

4 Q.    Como você sabe quando você está realmente pronto para fazer sexo?

A.    O sexo é muito íntimo. Não é apenas físico, pode ser emocional também. É normal que os adolescentes tenham fortes sentimentos sexuais, mas isso nem sempre significa que você precisa agir de acordo com eles. Você pode se sentir fisicamente preparado para o sexo, mas não estar no relacionamento certo por inúmeras razões. Porque fazer sexo pode ser tão emocionalmente poderoso, é fácil se machucar. O sexo é apenas parte de um relacionamento. Outras coisas importantes - como confiança, respeito mútuo e carinho - também precisam ser implementadas. Finalmente, apesar de toda a sua magia, o sexo pode ter um lado negativo, como uma gravidez não planejada ou doenças sexualmente transmissíveis (DST).


5 Q.    É melhor raspar todos os pêlos pubianos ou manter a maior parte dela e apará-la?

A.    A melhor coisa a fazer com seus púbis é ... o que você quiser! Sério, eles são seus, então a decisão final depende de você. Assim como você não veste exatamente as mesmas roupas que seus amigos, você não precisa manter seus pêlos exatamente como eles os têm. Não há certo ou errado aqui - é tudo sobre como você se sente confortável. E se você está preocupado com o que seu parceiro vai pensar, saiba o seguinte: Estar confortável com o seu corpo vai se sentir muito melhor do que seus pubs. Então aparar ou raspá-los ou deixá-los como está (porque o pêlo do corpo é natural) - como preferir.

6 Q.    Meu namorado e tenho falado em fazer sexo, mas estou muito nervoso. Temo que algo dê errado.

A.    O sexo não deve doer muito na primeira vez, mas certamente pode doer muito se você não estiver realmente preparado para isso. Estar nervoso pode fazer com que você aperte seus músculos, e se você e seu parceiro não tiverem conseguido se relacionar muito antes de se tocar e tocar um ao outro, seu corpo não ficará excitado - e isso pode deixar as coisas bem desconfortáveis. . Mas aqui está a coisa: se você está realmente com medo de fazer isso, como você diz que é, então não parece que você está realmente pronto. Ter relações sexuais é uma grande responsabilidade porque, sim, sempre há uma chance de que algo possa dar errado. Mesmo se você usar proteção, o preservativo pode quebrar e nenhum controle de natalidade é 100% infalível. Também pode haver o risco de doenças sexualmente transmissíveis. Você tem todo o direito de se assustar com isso e não querer arriscar! Mas quando você está realmente pronto para isso, você vai se sentir animado e seguro ... como a maneira como você se sente antes de uma montanha-russa - bom medo, não com medo.

7 Q.    Meu namorado e eu saímos há quase nove meses e só chegamos à terceira base. Isso é normal? Devo deixá-lo fazer mais?

A.    Decidir tomar qualquer tipo de passo sexual deve ser uma decisão mútua - não é algo que você faz só porque seu namorado quer - então não há nada de errado em levar as coisas tão lentas quanto você precisa. (Isso pode significar namorar alguém por meses ou mesmo anos sem nunca ter sexo!) Se você gosta de fazer outras coisas além do sexo, então continue fazendo isso. É totalmente normal. Muitas pessoas gostam de trabalhar até o sexo, experimentando as outras bases em primeiro lugar. E se você, a qualquer momento, quiser fazer sexo, apenas tenha certeza de que está fazendo isso porque realmente quer, não porque sente que deveria. Não há tempo mágico para estar em um relacionamento onde, de repente, você precisa transar com um parceiro. Tome seu tempo e espere até que você esteja realmente confortável.

8 Q.     Meu namorado está me pressionando para fazer sexo. Como eu sei se ele está apenas me usando?

A.     Às vezes, nos relacionamentos, uma pessoa está pronta para fazer sexo, mas a outra não. Isso pode ser estressante - você não quer comprometer o que não está preparado ou o que acredita. Você precisa fazer o que é certo para você. Qualquer um que tente pressionar você a fazer sexo não está realmente pensando sobre o que mais importa para você. As pessoas que pressionam os outros a fazer sexo estão apenas procurando satisfazer seus próprios sentimentos e desejos em relação ao sexo. Se você sente pressão para fazer sexo porque tem medo de perder o namorado, pode ser um sinal de que você não está no relacionamento certo. Sexo não é algo que você deve sentir que precisa fazer. Relacionamentos são feitos para serem divertidos para ambas as pessoas. Eles devem fazer você se sentir valorizado, respeitado e apoiado, não pressionado ou desconfortável. Se o seu namorado realmente se importa com você, ele não vai pressioná-lo a fazer algo que você não acredita ou não está preparado para fazer. Então converse com seu namorado sobre como você se sente. Se ele é o cara certo para você, ele vai entender.

9 Q.    Eu sempre ouço meus amigos falando sobre fazer sexo com seus namorados, mas eu quero fazer sexo com minha namorada. Se eu fizer sexo com uma garota, o que tecnicamente conta como sexo?

A.    Sexo é sobre confiança, respeito e intimidade, então há várias maneiras diferentes de se fazer sexo. O sexo oral ou sexo com um brinquedo é algo que dois parceiros podem compartilhar, bem como técnicas de cursos externos, como dedilhado e masturbação mútua. Sexo com um parceiro do mesmo sexo definitivamente conta como sexo.

10 Q. Se eu fizer sexo com uma garota, estou tecnicamente perdendo minha virgindade?

A.    A virgindade é um assunto difícil por causa de como é diferente quando se trata de garotos e garotas. Os rapazes são encorajados a acabar com a virgindade com o fato de não serem bons quando começam a fazer sexo e isso é bom porque é um processo, etc. Enquanto isso, as garotas são informadas de que a virgindade é um presente que você precisa se apegar, é um tipo de mercadoria e você está "perdendo" alguma coisa depois de fazer sexo pela primeira vez. A virgindade é só sua e você escolhe o que fazer com ela. Algumas pessoas podem nunca dormir com rapazes (elas podem dormir com garotas ou transgêneros), e obviamente ainda não são virgens naquele momento. Sexo é sobre intensa intimidade com outro ser humano, então você pode "perder sua virgindade" de várias maneiras.

11 P.    O que é um orgasmo, exatamente, e como sei se já tive um?

A.    O orgasmo é um sentimento físico intenso e prazeroso que pode ocorrer durante o sexo ou a masturbação. Como muitos sentimentos, os orgasmos são difíceis de descrever. Os orgasmos variam de pessoa para pessoa e podem ser diferentes para a mesma pessoa em momentos diferentes. Algumas são mais sutis, enquanto outras são muito poderosas. O coração de uma pessoa bate mais rápido, a respiração fica mais rápida e os músculos da pelve se contraem e, de repente, relaxam com uma onda de sensações que podem ser prazerosas e, para muitas pessoas, emocionais.

12 Q.    Estou pronto para fazer sexo, mas não sei se o meu S.O. é. Como faço para isso? O que devo dizer?

A.    É ótimo que você esteja pensando sobre isso antes do tempo. Quando se trata de sexo, há muitas questões para pensar, como o sexo pode afetar seu relacionamento, o que acontece se você engravidar e como você pode prevenir doenças sexualmente transmissíveis (DSTs). Às vezes as pessoas evitam falar sobre essas questões importantes porque estão envergonhadas, não sabem como, ou acham que isso deixará o clima menos romântico. Mas você precisa falar sobre essas coisas antes do tempo. Se você vai fazer sexo, você tem que se proteger contra a gravidez e doenças sexualmente transmissíveis. No mínimo, se você está fazendo sexo com um garoto, isso significa usar um preservativo. Seu namorado precisa entender que isso é importante para você. Exatamente que palavras você usa para contar a ele depende de você. Mas você pode querer praticar dizendo as palavras para si mesmo ou com um amigo para que você se sinta mais confortável em conversar quando chegar a hora.

13 Q.    Qual é o problema em se masturbar? Eu me sinto tão culpado fazendo isso ou conversando com meus amigos sobre isso. Está sujo ou ruim para você?

A.      Muitas pessoas ouviram todo tipo de mitos e desinformação sobre a masturbação. Alguns temem que a masturbação possa causar problemas de saúde ou emocionais - mas isso não é verdade. É normal que os adolescentes se masturbem. Se alguém está se masturbando tanto que interfere em sua vida diária, isso pode ser um problema. A masturbação é muitas vezes considerada um assunto privado e algumas pessoas podem sentir-se constrangidas em pensar ou perguntar sobre isso. E quando você está com vergonha de falar sobre algo, você pode ouvir e acreditar em coisas que não são precisas. Se você tiver dúvidas ou perguntas sobre masturbação, converse com seu médico, enfermeiro ou outro conselheiro de saúde - eles já ouviram perguntas como essa antes.

14 Q.    Se meu S.O. e eu só faço sexo oral, não posso engravidar, certo?

A.	Você não pode engravidar de sexo oral ou anal sozinho. Para as pessoas engravidarem, o espermatozóide tem que entrar na vagina - e eventualmente passar pelo colo do útero até o útero - e isso não pode acontecer fisicamente com o sexo oral ou anal. No entanto, se um casal faz sexo anal e alguns espermatozóides acabam perto da abertura para a vagina, há uma chance de ela engravidar. Embora você não possa engravidar de sexo oral e anal, você ainda pode contrair DSTs como herpes e HIV (o vírus que causa a AIDS). Então, se você está fazendo sexo oral ou anal, use sempre um preservativo.

15 Q.	Eu quero começar a usar o controle de natalidade, mas eu não quero dizer aos meus pais que estou fazendo sexo. Onde / como posso obtê-lo sem que eles descubram?

A.	Pode ser difícil conversar com os pais sobre fazer sexo. Mas surpreendentemente, muitos pais são receptivos a discutir sexo e controle de natalidade. Ainda assim, se você não pode falar com seus pais, há muita coisa que você pode fazer. Se você estiver interessado em descobrir suas opções de controle de natalidade e obter cuidados de saúde sexual, o primeiro passo deve ser marcar uma consulta com seu profissional de saúde (pediatra, ginecologista, médico de medicina ou outro profissional de saúde). Ou marque uma consulta em sua Maternidade Planejada local, clínica gratuita ou em seu centro de saúde estudantil, se estiver na faculdade. Além disso, confira esta lista de onde você pode obter preservativos gratuitos. Não tenha medo de discutir o controle de natalidade com seu médico. Graças ao sigilo médico-paciente, o seu médico não pode falar sobre a pílula com seus pais sem a sua permissão. A pílula é coberta pela maioria dos planos de saúde, mas isso pode não ser uma opção fácil se você estiver no plano de seus pais. A pílula pode custar de US $

20 a US $ 50 por mês, dependendo do tipo, e isso pode ser algo que você pode pagar sem ter que passar pelo seguro.

Basta lembrar que, se você tomar a pílula, não é um passe livre para sexo desprotegido. Você ainda deve se certificar de que seu parceiro sempre use preservativo.

16 Q.    Minha vida sexual é normal?

A.    A maioria das pessoas (especialmente as mulheres) acredita que o que elas querem no quarto é algo estranho - provavelmente porque muitos de nós aprendemos como crianças que o sexo é sujo e que nossas necessidades físicas não devem ser discutidas. Mas, como adultos, ansiamos pela certeza de que estamos bem.

A resposta é "sim, claro, você é normal!" Enquanto você estiver seguro e não prejudicar ninguém, não há motivo para ficar preocupado, envergonhado ou envergonhado com seus desejos ou genitálias. Melhor ainda, afrouxar um pouco as suas inibições é o primeiro passo para obter a vida sexual dos seus sonhos.

17 Q.    Com que frequência a maioria das pessoas consegue isso?

A.    Todos acham que tem mais alguém fazendo muito mais sexo do que você. relaxar. Pesquisas demonstraram que a maioria dos casais americanos de casados longos faz sexo uma ou duas vezes por semana, desde que doenças, gravidez, viagens, estresse financeiro ou qualquer outra questão importante não atrapalhe. Para novos casais, isso acontece com muito mais frequência, mas a frequência diminui gradualmente com o tempo.

Q. 18.    Como eu digo ao meu parceiro o que preciso na cama?

A.	Ele não é um leitor de mentes, então você tem que falar e ser claro sobre o que você quer. Enquadrar seu pedido como um elogio realmente funciona. Quer que ele te agrade mais? Diga-lhe como ficou excitado durante o último ato de amor, porque ele realmente demorou. Antes que você saiba, ele estará oferecendo mais preliminares do que você pode suportar!

Instruções gentis também podem fazer a diferença. Não tenha medo de dizer coisas como: "Podemos desacelerar um minuto", "você pode fazer isso com a sua língua novamente" ou "isso é bom; você sabe o que faria com que se sentisse ainda melhor". ) "

Às vezes você não precisa falar nada - apenas o guie gentilmente levantando os quadris ou movendo o corpo de uma maneira que funcione para você. Gemendo ou arrulhando também o deixa saber que ele está fazendo algo que você gosta. Lembre-se que o objetivo do seu parceiro é fazer você feliz, então qualquer direção (nossos corpos são muitas vezes um mistério para eles) ou guias ao longo do caminho são sempre apreciados.


Q 19.    Eu não estou ficando ligado! Por quê?

A.        A falta de libido é um problema comum, pois as mulheres envelhecem e experimentam as alterações hormonais da menopausa, mas isso pode acontecer em qualquer idade. Níveis de hormônios flutuantes podem contribuir (a perimenopausa pode começar a partir dos 35 anos), mas o estresse também pode ocorrer em casa ou no trabalho. Medicamentos (alguns antidepressivos e pílulas anticoncepcionais têm sido associados à diminuição do desejo sexual), falta de condicionamento físico e falta de sono também podem ser fatores.

Se você perdeu o interesse em sexo, primeiro verifique se não é físico. Você está dormindo o suficiente, se exercitando ou comendo de forma saudável? Depois de descartá-los, visite seu médico. Eles serão capazes de detectar alterações nos níveis hormonais ou determinar se é um efeito colateral de um novo medicamento.

Você também pode tentar gerenciar seus gatilhos de estresse. Se a sua lista de tarefas diárias é esmagadora, não seja um herói; obter ajuda. Compre, não asse cookies para a venda da escola. Diga ao seu chefe que você precisa de mais ajuda em um projeto. Se os problemas do dinheiro o deixam no limite, programe uma conversa sobre orçamento familiar ou uma sessão com um consultor financeiro. Além disso, não hesite em confiar em um terapeuta ou no seu clérigo se isso for demais para lidar sozinho. E, finalmente, tire um tempo para um banho quente, um dia de spa, com os amigos, ou namore à noite com seu marido.

**Pequenas maneiras de fortalecer seu casamento**

Q 20.     Um de nós trapaceou. Como podemos superar isso?

A.     É possível reparar seu relacionamento depois de um caso. Primeiro, o parceiro que trapaceou deve interromper toda a comunicação com o ex-amante e deixar claro que ele está comprometido com o casamento. E o cônjuge infiel deve ser completamente honesto sobre sua indiscrição, mas se abstenha de compartilhar muitos detalhes cruéis. Em seguida: Terapia - um conselheiro de casais pode ajudá-lo a descobrir o que levou à infidelidade e descobrir como reconstruir o relacionamento.

Mas, mais importante, deixe a parte lesada desabafar, reclamar ou chorar por 10 minutos por dia, enquanto o cônjuge infiel ouve e aceita a mágoa que ele ou ela causou.

Limitar essas sessões de ventilação a um limite de tempo mais curto pode reduzir os combates constantes e permitir que um casal se concentre na reconstrução. Sério, eu vi essa técnica funcionar por um período de seis meses ou menos. Quanto mais o cônjuge ferido expressa sua mágoa, mais ele se sente validado e ouvido, e quanto mais leve o fardo emocional se torna, é possível seguir em frente.

21 Q.   Qual é a melhor maneira de compartilhar minhas fantasias?

A.      Isso pode ser intimidante, especialmente se você nunca fez isso antes. Simplifique o processo criando um "arquivo de fantasia" e mantendo-o em seu quarto. Você e seu parceiro podem escrever seus desejos mais profundos em pedaços de papel separados e colocá-los em uma pasta, caderno ou caixa. E sempre que as coisas ficarem embotadas no quarto, retire-as e mostre-as.

Muitos casais com quem já trabalhei usaram essa estratégia com sucesso, incluindo uma mulher que se vestiu de Príncipe Leia (pãezinhos de cabelo e tudo!) Para

o marido. Um homem foi corajoso o suficiente para vestir

uma capa de Zorro para cumprir a fantasia de bandido

mascarado de sua esposa! Algumas delas podem soar

bobas, mas a chave é concordar mutuamente em se divertir

e se comprometer a explorar coisas novas. Você ficará

surpreso com o quanto sua vida sexual pode se beneficiar.

Q 22.    Como nós fazemos o tempo?

A.       Os casais ocupados muitas vezes perdem sexo

porque estão sobrecarregados, sobrecarregados, cansados

ou todos os itens acima. Mas é essencial dedicar tempo ao

seu casamento (e, por extensão, à sua vida sexual), não

importa o quanto você esteja sobrecarregado. Seu

casamento é a pedra angular da sua família e merece sua

atenção.

Não espere o tempo livre para aparecer milagrosamente;

crie-o. Se necessário, roube-o de alguma outra atividade,

sem desculpas. Escreva sua data semanal em pedra e a separe apenas para emergências. E comece a dizer "não" aos pedidos de seu tempo, desde o trabalho voluntário até as reuniões familiares. Você também pode deixar a faxina ou a lavanderia para um dia chuvoso - é melhor ter uma pilha de meias sujas do que um casamento rochoso. Se você não dedicar tempo à sua prioridade, isso não acontecerá.

**Maneiras sensuais de queimar calorias**

Q 23.    Estamos presos em uma rotina. Como podemos apimentar as coisas?

A.      Casais de longo prazo geralmente acham que as coisas podem ficar um pouco chatas depois de algum tempo. Para manter as coisas empolgantes e frescas, faça pequenas alterações em sua rotina, incluindo iniciar o sexo em um horário incomum para você, digamos, quando ele entra na porta do trabalho (talvez a avó ou um amigo possa levar as crianças). Você também pode tentar introduzir um novo movimento no quarto ou simplesmente dar ao seu cônjuge um beijo longo e apaixonado quando ele menos espera. Outra surpresa surpreendente: contar ao seu parceiro o quanto você aprecia sua vida juntos cinco vezes ao dia.

Trazer flerte de volta para a equação, enviando e-mails provocativos ou textos ao longo do dia para conseguir um ao outro. Finja que você é um encontro secreto e reserve uma noite em um hotel local. Se isso estiver além do seu orçamento, transforme seu quarto em uma suíte doce, completa com balinhas e um filme ambientador. Tente fazer sexo em algum lugar novo e arriscado, como um banheiro de restaurante ou o balcão da cozinha. Tudo bem se você se sentir um pouco auto-consciente no começo. Você descobrirá que quanto mais você adicionar ludicidade à situação, mais natural ela se sentirá - e melhor será sua vida sexual.

Apesar de minha recomendação, uma mulher que aconselhei hesitou muito em "entregar a noite do encontro", permitindo que seu marido escolhesse o restaurante, sua refeição e até mesmo sua roupa. A mulher era muito controladora e não conseguia relaxar o suficiente para sentir um orgasmo. Eu pensei que forçá-la a desistir das rédeas ajudaria a soltá-la. E funcionou. Ela resistiu no começo, mas ela relatou que estava realmente surpresa com o ótimo trabalho que seu marido fez quando ela deu a ele a chance de se aproximar. Ela se sentiu sexy e no momento, e teve relações sexuais com o marido pela primeira vez em muitos meses.

**Descarga aquosa**

24 Q.    Eu tenho uma descarga aquosa, que cheira muito desagradável e suspeito. Estou com medo de ir ao meu médico porque ele conhece a minha mãe. O que poderia ser? Poderia ir embora sozinha?

A.       "Eu não acho que isso seja algo particularmente sério, mas é muito importante que você faça o check-out. A causa mais provável desse tipo de problema é uma infecção extremamente comum chamada vaginose bacteriana (VB).

"Não é transmitido sexualmente, e é fácil de diagnosticar e curar. Vá à sua clínica local de saúde sexual ou GUM, que pode informar em sua primeira visita exatamente o que está acontecendo e lhe dar tratamento. Você pode consultar essas clínicas. Eles são livres e completamente confidenciais.

"Embora o seu médico conheça a sua mãe, ele ou ela tem o dever de respeitar o seu direito à confidencialidade se alguma vez for a eles para aconselhamento ou tratamento."

## Pontos no meu pênis

26 Q.  Tenho pequenas manchas nos testículos e outras no pênis. Eu deveria estar preocupado?

A.  "Eu não me preocuparia se fosse você. Há muitos folículos pilosos e glândulas normais nos testículos e no pênis, o que todos os homens têm, e não causam nenhum problema. Mas eu não posso ter certeza absoluta, porque há uma série de problemas de pele que começam como pequenas manchas e precisam de tratamento.

"Estou pensando particularmente em verrugas genitais, que começam como caroços rosados nos órgãos genitais, e crescem em tamanho e número. Para ter mais certeza, eu sugiro que você marque uma consulta em sua clínica local de saúde sexual ou GUM, onde a equipe pode informá-lo

lá e, em seguida, se há alguma coisa para se preocupar. "


## O HIV pode passar através dos preservativos?

27 Q.    Recentemente fiz sexo pela primeira vez com meu

namorado. Usamos camisinha, mas não tenho certeza se

foi proteção suficiente contra o HIV. Um dos meus amigos

diz que o HIV pode atravessar os pequenos buracos na

borracha. Ela está certa?

A.       "Como muitas vezes acontece com os amigos, ela

está errada. Se usados adequadamente, os preservativos

são extremamente bons para proteção contra o HIV e

muitas outras infecções sexualmente transmissíveis

(DSTs). Eles também são úteis na prevenção de gravidez

não intencional, embora muitas mulheres forma de

contracepção, bem como preservativos para garantir que

eles estão protegidos contra as ISTs e gravidez indesejada.

Preservativos não têm pequenos orifícios neles. "


**Eu preciso de contracepção de emergência**

28 Q.    Onde posso obter a pílula do dia seguinte? Eu fiz

sexo com meu namorado ontem à noite e não usamos

camisinha. Posso pegar a pílula hoje, porque não quero sair

tarde demais?

A.    "Sim, você deve poder obtê-lo hoje sem nenhum

problema. Você pode obter a pílula de emergência

hormonal livre de cirurgias GP, clínicas contraceptivas

comunitárias, algumas clínicas de saúde sexual, centros de

internação do NHS, algum acidente e emergência (A & E

departamentos e algumas farmácias. Você pode comprar a

pílula de emergência nas farmácias se tiver mais de 16

anos.

"Existem dois tipos de pílula contraceptiva de emergência (conhecida como a pílula do dia seguinte). Levonelle funciona por até 72 horas depois de ter tido relações sexuais desprotegidas, e ellaOne trabalha por até 120 horas. Mas quanto mais cedo você usá-lo, o Você também pode visitar o seu médico e ter um DIU ou bobina para protegê-lo contra a gravidez. Isso pode ser feito até cinco dias após o sexo desprotegido ".

**Dor após sexo anal**

29 P.    Recentemente, fiz sexo anal com meu namorado pela primeira vez. Desde então tenho uma dor terrível no final do meu pênis ao urinar. Nós não usamos camisinha. Você acha que eu me machuquei ou peguei uma infecção?

A.        "É improvável que você tenha se machucado, mas é mais provável que você tenha pegado uma infecção. Eu sugiro fortemente que você vá à sua clínica de saúde sexual local (GUM) para fazer um check-up de saúde sexual. Se você tiver uma infecção, é quase certamente fácil curar.

"Fazer sexo desprotegido com seu namorado definitivamente o coloca em risco de infecções que são difíceis de tratar, como HIV e hepatite B. Quando você vai à clínica, certifique-se de tomar uma vacina contra hepatite B. Leve seu namorado com você. "

"O conselheiro de saúde da clínica pode conversar com vocês dois sobre sexo seguro e como evitar o HIV e outras infecções."

Você pode encontrar um endereço clínico na lista telefônica em "saúde sexual".


## Comichão

30 Q.   Meu pênis coça muito toda vez que vou ao banheiro para fazer xixi. Tem sido assim há muito tempo,

mas piorou recentemente. Ouvi dizer que o iogurte pode tratar esse tipo de coisa. Eu comi uma panela grande esta manhã, mas ainda coça.

A.        "Você tem uma erupção na cabeça do seu pênis, ou é dolorido quando você faz xixi? Se você tem uma erupção cutânea, você pode ter aftas. Esta é uma infecção comum, que é causada por um fungo e não é O creme de Clotrimazole da sua farmácia deve resolver o problema.Se isso não funcionar, vá para a sua clínica de saúde sexual local para um check-up.

"Se você tiver dor quando fizer xixi, pode muito bem ter uma IST no tubo do seu pênis. Faça o check-out e cuide da clínica de saúde sexual local (GUM) ou consulte o médico de família.

"Não há evidências de que o iogurte possa eliminar uma infecção. Algumas mulheres acham que isso ajuda com sintomas de candidíase, mas apenas se aplicado à área afetada, e não se você a comer."

Saiba mais sobre aftas em mulheres e aftas em homens.

## Corrimento vaginal

31 Q.    Desde a semana passada eu notei uma substância leve vindo da minha vagina. Não cheira mal, mas normalmente não acontece. Você pode sugerir um creme para se livrar dele?

A.        "É normal que as mulheres tenham algum líquido vindo da vagina (corrimento vaginal), e é bem provável que essa" substância "seja o seu fluido vaginal normal. No entanto, se for um problema novo, você pode ter uma infecção vaginal.

"As infecções mais comuns que causam este problema não são transmitidas sexualmente, mas eu sugiro que você vá para a sua clínica de saúde sexual local para um check-up.

A clínica é gratuita, confidencial e você pode se referir a si mesmo. Você deve ser capaz para descobrir e, em seguida, se você tem uma infecção. Ou você pode ver o seu médico. "

## Eu poderia ter um STI de anos atrás?

32 Q.    Tive sexo desprotegido quando tinha vinte e poucos anos. Eu poderia estar carregando uma infecção e não saber disso?

A.      "É possível que infecções como o HIV demorem anos antes de qualquer sintoma aparecer. Cerca de uma em cada seis pessoas com HIV nos EUA não foi diagnosticada. A clamídia geralmente não apresenta sintomas, mas pode afetar sua fertilidade se não for tratada. Se tiver alguma dúvida, providencie um check-up com sua clínica local da GUM. "

**Eu poderia ser infértil de uma infecção anterior?**

33 Q.    Tive uma infecção quando era mais jovem e a recebi. Agora estou pensando em começar uma família. Quais infecções poderiam me impedir de ter um bebê?

A.    "A clamídia e a gonorréia podem levar à infertilidade se não tratada, embora a maioria das pessoas que tiveram essas infecções não tenha problemas permanentes.

"A clamídia é fácil de tratar uma vez detectada, mas muitas pessoas com clamídia não apresentam sintomas e não sabem de sua infecção. Se você acha que pode estar em risco, faça um check-up e teste. O teste para clamídia agora é rápido, indolor e fácil de fazer, com a maioria das pessoas apenas fazendo um exame de urina ou com um cotonete. "

Informe-se sobre os sintomas da clamídia.

**Preciso dizer ao meu parceiro sobre minha história de IST?**

34 Q.    Tive tratamento para uma infecção há alguns anos e ela não voltou. Preciso dizer à minha nova namorada sobre isso?

A.       "Depende de qual IST você teve. Alguns podem ser completamente curados com antibióticos, mas outros podem recorrer ou não causar sintomas.

"Geralmente é bom ser aberto sobre sua história sexual com um novo parceiro e sempre praticar sexo seguro usando preservativo. Se você não tiver certeza, pergunte à sua clínica local de cirurgia ou saúde sexual (GUM)".

Encontre a clínica mais próxima, ou procure o endereço de uma clínica na lista telefônica, em "saúde sexual".


**Você pode carregar uma IST mas não conseguir?**

35 Q.    Ouvi dizer que as pessoas podem transmitir doenças sem se infectarem. Existem infecções que são capturadas apenas por homens ou apenas por mulheres?

A.    "Não, não é possível carregar uma doença sem ser infectado. No entanto, é comum ter uma IST sem nenhum sintoma, mas ainda transmiti-la a alguém quando você faz sexo com ela. Não há ISTs que sejam apanhados por homens ou apenas capturados por mulheres. Se você acha que pode estar em risco de contrair uma IST, a única maneira de descobrir é fazer um check-up de IST. "

**Se meu parceiro tiver uma IST, também preciso de tratamento?**

36 Q.    Minha namorada tem clamídia e diz que eu preciso de tratamento. Mas eu não tenho sintomas, então qual é o ponto?

A.	"Sua namorada está certa. É muito importante que você vá ao tratamento mesmo que não tenha sintomas, porque a maioria das pessoas que têm clamídia não tem sintomas.

"Se você não receber tratamento, você passará a infecção de volta para sua namorada. A clamídia pode ser um problema muito sério, especialmente para as mulheres, que podem se tornar inférteis se não forem tratadas."

**Devo fazer o check-out para as ISTs?**

37 Q.	Você acha que eu deveria fazer um check-up regular em uma clínica? Minha última visita foi há dois anos, mas desde então eu tive seis ou sete parceiros.

A.	"Sim, um check-up seria uma boa idéia. Muitas DSTs não causam sintomas, e fazer um check-up é muito simples. Se você se mudou desde a última consulta, pode encontrar a clínica mais próxima. Aqui."

## Quanto tempo dura o tratamento?

38 Q.   Quanto tempo dura um curso de tratamento para uma IST?

A.   "Não há média, porque todas as ISTs são diferentes. Muitas IST são tratadas com doses únicas. No entanto, alguns cursos de tratamento duram uma semana ou podem ser mais longos".

## O que acontece quando eles testam infecções?

39 Q.   Eu tenho uma erupção cutânea e estou com medo, mas também estou com medo do que acontecerá se eu for a uma clínica. Vai doer?

A.   "Não, não vai doer. Normalmente, um médico ou enfermeiro perguntará sobre seu histórico sexual e lhe dirá quais exames serão necessários. Atualmente, muitas pessoas que fazem um check-up de IST não precisam mais de um exame interno ou qualquer cotonete, embora as mulheres possam ser solicitadas a receber um cotonete vaginal.

"Normalmente, você só precisa fazer um exame de sangue para HIV e sífilis, e um teste de urina ou cotonete para clamídia e gonorreia. Algumas mulheres precisam fazer um exame vaginal interno com cotonetes. Alguns homens podem precisar um pequeno cotonete retirado da ponta do pênis.

"A equipe explicará o procedimento para você. Você está no controle, então diga a eles se você não está feliz com qualquer teste que eles sugiram."

Saiba como visitar uma clínica de IST.

**Posso ver uma médica?**

40 Q.    Não quero discutir meus negócios com um homem porque é constrangedor. Posso pedir para ver uma médica?

A.        "Sim, com certeza. Ninguém pode fazer você ver um médico ou enfermeiro, homem ou mulher, se não se sentir à vontade. Ocasionalmente, você pode ter que esperar um pouco mais até que alguém se torne disponível."

**Posso pegar o HIV sem fazer sexo?**

41 Q.    Ouvi dizer que o HIV é um risco quando vamos ao exterior. Existe algum risco de contrair o HIV se você não dorme com alguém em férias, mas faz outras coisas sexuais?

A.        "Desde que você não tenha sexo vaginal ou anal desprotegido (sem preservativo), é muito improvável que você esteja em risco de contrair HIV. Não há risco de contrair o HIV por beijos e toques.

"Se você faz sexo oral com um homem, há um pequeno risco de contrair o HIV, especialmente se ele vier na boca. Algumas pessoas usam preservativos (você pode obter preservativos com sabor) para sexo oral." Não há risco de HIV se um homem der você sexo oral ".


**Posso pegar uma IST de tomar banho?**

42 Q.    Estou compartilhando um banheiro com os alunos e ouvi que você deve desinfetar a banheira antes de tomar banho, pois você nunca sabe se alguma das pessoas que usa a mesma banheira tem DSTs. Qual a probabilidade de eu pegar uma IST de alguém compartilhando uma banheira? Que tal tomar banho junto com alguém que tem um STI? Devo fazer o teste?

A.        "Eu acho que é uma boa idéia lavar o banho com um pouco de água depois que alguém acabou de usá-lo - afinal, você não quer tomar banho na sujeira de outra pessoa! Mas você não precisa desinfetar o banho.Esta não é uma maneira que as ISTs são transmitidas.

**Questões de saúde sexual, com quem conversar?**

43 Q.    Tenho mais perguntas sobre saúde sexual. Com quem posso falar?

A.        Você pode encontrar um endereço clínico na lista telefônica em "saúde sexual".

**Ter relações sexuais durante o período**

44 Q.    É Seguro Fazer Sexo Durante Meu Período?

A.        Não há nenhum risco único de fazer sexo durante a semana vermelha, exceto que a chance de gravidez é mais complicada. Se você tem um ciclo de 28 dias, você ovula 14 dias antes do início do seu próximo ciclo, então você seria relativamente "seguro" da gravidez. Mas se você tem um ciclo de 22 dias e, portanto, ovula no oitavo dia, ter relações imediatamente após o período seria decididamente mais "arriscado". "Nenhuma hora é perfeitamente segura, mas muitas mulheres que entendem seu padrão ovulatório podem dizer quando têm mais ou menos risco de engravidar". É claro que se você usar preservativos ou outra forma de controle de natalidade, você deve estar bem, e já que algumas mulheres relatam aumento de sensação e prazer durante aquela época do mês, você pode querer considerar isso.

## Preocupações com coceiras

45 Q. Quando devo me preocupar com coceira lá embaixo?

A.          Desde que a coceira no além pode acontecer devido a infecções sexualmente transmissíveis ou infecções fúngicas a calças muito apertadas ou a permanência em roupas úmidas de ginástica por muito tempo, pode ser difícil saber quando se preocupar. Se você não tiver certeza da fonte e a coceira persistir depois do banho, recomendamos marcar uma consulta com seu médico.

**Diferença entre o PMS normal e  o PMS com necessidade de medicamentos**

46 Q.    Qual é a diferença entre o PMS Normal e o Unhinged, o PMS com necessidade de medicamentos?

A        O mau humor é uma parte comum do PMS. O que é incomum, no entanto, é a ansiedade que dificulta o funcionamento em sua vida diária ou a depressão que deixa você altamente irritável, de tal forma que está explodindo nos outros ou se sentindo sem esperança e chorando. Esses sintomas podem indicar distúrbio disfórico pré-menstrual (PMDD). Se a sua TPM estiver interferindo na sua vida, converse com seu médico, já que o TDPM pode ser tratado com mudanças no estilo de vida, terapia e medicamentos.

**Descarga Vaginal**

47 Q.    Quanto Quitação Diária é Normal?

A.    Esqueça "normal", a quantidade de corrimento vaginal varia de mulher para mulher, e a cor e a consistência mudam à medida que progride ao longo do ciclo. "O mais importante é saber o que é normal para você. Se notar qualquer mudança repentina Em sua alta, marque uma consulta com seu médico para identificar o que pode estar acontecendo, como uma infecção vaginal.

## Sexo depois de depilação

48 Q.    Eu realmente tenho que esperar para ter sexo depois de depilação?

A.    Você pode ter ouvido falar que você precisa nix nookie durante 24 horas após o seu brasileiro, porque as micro-lágrimas criadas durante o procedimento o tornam mais suscetível à infecção. No entanto, o risco é mínimo. "Você pode fazer sexo a qualquer momento depois da depilação." Então vá em frente se você não é sensível demais e não pode esperar.

## Baixa libido

49 Q.    Eu nunca estou no humor. O que poderia estar causando minha baixa libido?

A.    "Há tantas razões possíveis - psicológicas, relacionais e físicas - que você não deseja que seja difícil saber por onde começar". Às vezes é só onde você está na vida, como se você recentemente teve um bebê ou está entrando na perimenopausa, o que pode começar já nos seus 30 anos.

Mas se a questão durar mais do que alguns meses, é uma boa idéia consultar o seu médico para descartar problemas físicos, como baixo nível de estrogênio ou hipotireoidismo. Certifique-se de mencionar qualquer medicação que esteja tomando, pois muitos remédios receitados (particularmente antidepressivos) e suplementos vêm com diminuição da libido como um efeito colateral.

Se tudo der certo, fale com um terapeuta sexual. Seu impulso inexistente pode simplesmente ser o resultado de se estabelecer em um relacionamento de longo prazo: o primeiro impulso inebriante da luxúria diminuiu, e agora seu desejo pode ser mais responsivo e não se manifestar até depois de começar as preliminares com seu parceiro.

## Descarga durante o sexo

50 Q.     Quanta Descarga é Normal Durante o Sexo?

A.     A lubrificação e as secreções vaginais são uma parte totalmente normal - e necessária! - de fazer sexo, e toda mulher é diferente. "Algumas mulheres têm muitas secreções durante o sexo, e algumas têm mais quando ficam excitadas durante as preliminares ou quando elas chegam ao orgasmo. Algumas mulheres até ejaculam". Contanto que você se sinta bem, esqueça-o para se concentrar em como o sexo é bom. Se você realmente se importa, você pode sempre colocar uma toalha para proteger seus lençóis.

## Ejaculação feminina

51 Q. Então, existe realmente uma coisa como a ejaculação feminina?

A.      Os homens não são os únicos que podem ejacular. Algumas mulheres também espirram como resultado da estimulação do ponto g. "O fluido é mais semelhante ao fluido da próstata nos homens. Ela se acumula nas glândulas do skene e sai pela uretra durante o orgasmo ", explica ela. Embora nem todas as mulheres a experimentem, a maioria das mulheres pode aprender a ejacular se estiver confiante e confortável em experimentar. Mas, como um orgasmo, não há razão para tentar forçá-lo, especialmente se isso o distrair de aproveitar o momento.

**Sexo durante a gravidez**

52 Q.      Posso ter sexo com segurança durante a gravidez?

A.      Desde que você não tenha uma complicação médica como uma placenta prévia, incompetência cervical ou sangramento vaginal inexplicável, é totalmente bom fazer isso da maneira que for mais conveniente para você e seu parceiro.

Enquanto a maioria das mulheres se sente confortável em uma variedade de posições nos dois primeiros trimestres, no terceiro você pode precisar ser estratégico. A maioria das mulheres acham que é mais fácil deitar do lado deles, mas tente uma variedade de posições e use travesseiros para encontrar o que funciona melhor para você e seu homem. Apenas tome cuidado ao deitar de costas, pois isso pode fazer com que algumas mulheres grávidas fiquem tontas e enjoadas - não exatamente esse sentimento amoroso!

## Colisão dolorosa na vagina

53 Q.    Quando devo me preocupar com um solavanco doloroso no andar de baixo?

A.      "Um inchaço dolorido na área vaginal é provavelmente uma espinha ou pêlos encravados", diz Hill. Ambos os quais não são perigosos e, muitas vezes, resolvem por conta própria. Consulte o seu médico para um exame se o inchaço persistir por mais de alguns dias ou você não conseguir descobrir o que é, pois também pode ser um cisto de Bartholin, herpes ou verrugas genitais.

## Gravidez após o sexo

54 Q.   Existe menor risco de gravidez se tiver relações sexuais dentro de alguns dias após o término do meu período?

A.      Os dias logo após e antes do período menstrual são os menos férteis, por isso, se você tem ciclos menstruais regulares, pode usar o método de ritmo para evitar a gravidez, também pode usar um aplicativo de acompanhamento de período para adivinhar a equação . É claro que, como acontece com qualquer método de controle de natalidade, ainda existe o risco de gravidez com planejamento familiar natural, especialmente se você não for bom em manter registros precisos ou se tiver ciclos muito variados.

**Dor nos mamilos**

55 Q.  Por que meus mamilos são tão macios o tempo todo?

A.  Graças às milhares de terminações nervosas nos mamilos, é completamente normal que elas sejam sensíveis durante todo o ciclo, embora para muitas mulheres elas sejam mais sensíveis logo antes do ciclo menstrual devido à queda acentuada da progesterona.

Se esta sensibilidade é um novo desenvolvimento, você pode querer correr para a farmácia para um teste de gravidez, uma vez que poderia ser um sinal precoce de um bebê a bordo. Da mesma forma, por causa da mudança nos hormônios, novo controle de natalidade e menopausa também podem causar.

**Odor corporal, eu deveria estar preocupado**

56 Q.   Meu cara diz que eu cheiro "engraçado". Eu deveria estar preocupado?

A.       Todos nós cheiramos diferentemente. "Tudo o que consumimos - alimentos, bebidas, medicamentos, drogas, álcool - mudam nossas secreções vaginais e o sêmen dos homens". Se você é autoconsciente com o seu odor, tente beber mais água, comer mais frutas e verduras (além dos vegetais crucíferos, pois seus compostos de enxofre podem dar-lhe aquele cheiro característico de ovo podre) e diminuir o consumo de álcool, já que pode aumentar a transpiração na sua virilha. E - sem cérebro - pare de fumar; o cheiro permeia tudo - e nós queremos dizer tudo.

No entanto, se o seu cheiro de repente variar muito do seu normal sem razão aparente, vem com muita descarga, ou se torna "suspeito", consulte o seu médico, pois todos estes são sinais de infecção. Um possível culpado: seu método de controle de natalidade. "Tanto o DIU hormonal como o não-hormonal têm um risco aumentado de vaginose bacteriana, que é caracterizada por um cheiro de peixe". Se você está propenso a infecções, mas não quer mudar para outro controle de natalidade, comer um saudável, well-dieta arredondada e suplementação com um probiótico pode ajudar.

**Curiosidade das crianças sobre seus corpos**

57 Q.    Quando as crianças começam a ficar curiosas sobre seus corpos?

A.    Desde cedo, as crianças estão interessadas em aprender sobre seus próprios corpos. Eles percebem as diferenças entre meninos e meninas e são naturalmente curiosos.

As crianças geralmente tocam seus próprios órgãos genitais quando estão nuas, como na banheira ou enquanto estão com fraldas. Nesse estágio de desenvolvimento, eles não têm modéstia. Tais comportamentos são sinais de curiosidade normal, não de atividades sexuais, diz a Academia Americana de Pediatria (AAP), e não devem trazer repreensão ou punição.

Então, o que você deve fazer quando a criança começa a tocar em si mesma? Cada família abordará isso à sua maneira, com base em seus valores, nível de conforto e estilo. Mas tenha em mente que sua reação à curiosidade de seu filho transmitirá se essas ações são "aceitáveis" ou "vergonhosas". Crianças que são repreendidas e se sentem mal com sua curiosidade natural podem desenvolver um foco maior em suas partes íntimas ou sentir vergonha.

Alguns pais preferem ignorar casualmente ou redirecionar a atenção de uma criança para outra coisa. Outros podem querer reconhecer que, embora saibam que é bom explorá-lo, é uma questão particular e não aceitável fazê-lo em público.

**Apelidos para partes privadas**

58 Q.    Está tudo bem em usar apelidos para partes íntimas?

A.    No momento em que uma criança tem 3 anos de idade, os pais podem optar por usar as palavras anatômicas corretas. Eles podem parecer médicos, mas não há razão para que o rótulo adequado não seja usado quando a criança for capaz de dizê-lo. Estas palavras - pênis, vagina, etc. - devem ser declaradas com naturalidade, sem insinuações implícitas. Dessa forma, a criança aprende a usá-las de maneira direta, sem constrangimento.

Na verdade, isso é o que a maioria dos pais faz. Uma pesquisa da Gallup mostrou que 67% dos pais usam nomes reais para se referir a partes do corpo masculino e feminino.

**De onde vêm os bebês?**

59 Q.   O que você diz a uma criança pequena que pergunta de onde vêm os bebês?

A.       Dependendo da idade da criança, você pode dizer que o bebê cresce de um ovo no útero da mamãe, apontando para o estômago e saindo de um lugar especial, chamado vagina. Não há necessidade de explicar o ato de fazer amor porque crianças muito novas não entenderão o conceito.

No entanto, você pode dizer que quando um homem e uma mulher se amam, eles gostam de estar próximos um do outro. Diga-lhes que o espermatozóide do homem se junta ao óvulo da mulher e então o bebê começa a crescer. A maioria das crianças com menos de 6 anos aceita esta resposta. Livros apropriados para a idade sobre o assunto também são úteis. Responda a pergunta de maneira direta, e você provavelmente descobrirá que seu filho está satisfeito apenas com um pouco de informação de cada vez.

**Crianças, mostrando, privado, partes, para, um ao outro**

60 Q.   O que você deve fazer se você pegar crianças brincando de médico (mostrando partes íntimas umas às outras)?

A.      Crianças de 3 a 6 anos têm maior probabilidade de "brincar de médico". Muitos pais exageram quando testemunham ou ouvem sobre tal comportamento. Repreensão pesada não é a maneira de lidar com isso. Os pais também não devem sentir que isso é ou levará a um comportamento promíscuo. Muitas vezes, a presença de um pai é suficiente para interromper o jogo.

Você pode querer direcionar a atenção do seu filho para outra atividade sem fazer muita confusão. Mais tarde, sente-se com o seu filho para uma conversa. Explique que, embora você compreenda o interesse pelo corpo de seu amigo, geralmente espera-se que as pessoas mantenham seus corpos cobertos em público. Dessa forma, você estabeleceu limites sem fazer com que seu filho se sinta culpado.

Esta é também uma idade apropriada para começar a falar sobre o bom e o mau toque. Diga às crianças que seus corpos são seus e que elas têm direito à privacidade. Ninguém, nem mesmo um amigo ou membro da família, tem o direito de tocar nas áreas privadas de uma criança. No entanto, observa a AAP, uma exceção a essa regra é quando um pai está tentando encontrar a fonte de dor ou desconforto na área genital, ou quando um médico ou enfermeiro está realizando um exame físico.

As crianças devem saber que, se alguém as tocar de uma maneira que pareça estranha ou ruim, elas devem dizer a essa pessoa para pará-la e depois falar sobre isso. Explique que você quer saber sobre qualquer coisa que faça seus filhos se sentirem mal ou desconfortáveis.

**Aprendendo sobre sexo**

61 Q.    Quando os pais devem sentar os filhos para que todos os importantes "pássaros e abelhas" falem?

A.    A "grande conversa" é uma coisa do passado. Aprender sobre sexo não deve ocorrer em uma sessão de tudo ou nada. Deve ser mais um processo de desdobramento, no qual as crianças aprendem, com o tempo, o que precisam saber. As perguntas devem ser respondidas à medida que surgirem, para que a curiosidade natural das crianças seja satisfeita à medida que amadurecem.

Se seu filho não fizer perguntas sobre sexo, não ignore o assunto. Quando seu filho tiver cerca de 5 anos, você poderá começar a apresentar livros que abordam a sexualidade em um nível adequado ao desenvolvimento. Os pais muitas vezes têm dificuldade em encontrar as palavras certas, mas muitos livros excelentes estão disponíveis para ajudar.

**Menstruação e meninas**

62 Q.   Com que idade as meninas devem ser informadas sobre a menstruação?

A.      Meninas (e meninos!) Devem ter informações sobre a menstruação por volta dos 8 anos de idade. Essa é uma área de intenso interesse para as meninas. Informações sobre períodos podem ser fornecidas na escola - e livros didáticos podem ser muito úteis.

Muitas mães compartilham suas próprias experiências pessoais com suas filhas, incluindo quando a menstruação começou e como se sentiu, e como, como em muitas outras coisas, não foi tão importante depois de um tempo.

## Nudez entre crianças

63 Q.    Com que idade a nudez no lar deve ser reduzida?

A.     As famílias estabelecem seus próprios padrões de nudez, modéstia e privacidade - e esses padrões variam muito de família para família e em diferentes partes do mundo. Embora os valores de cada família sejam diferentes, a privacidade é um conceito importante para todas as crianças aprenderem.

Os pais devem explicar os limites relativos à privacidade da mesma maneira que outras regras da casa são explicadas - com naturalidade - para que as crianças não associem a privacidade à culpa ou ao sigilo. Geralmente, eles aprenderão com os limites que você estabelece para eles - e por seus próprios comportamentos.

## Educação sexual e escola

64 Q.    Em que medida os pais podem depender das escolas para ensinar educação sexual?

A.    Os pais devem iniciar o processo de educação sexual muito antes de começarem na escola. A introdução da educação sexual formal na sala de aula varia; muitas escolas começam no quinto ou sexto ano - e algumas não o oferecem.

Os tópicos abordados na aula de educação sexual podem incluir anatomia, doenças sexualmente transmissíveis

(DSTs) e gravidez. O que os professores cobrem e quando variam muito de escola para escola. Você pode fazer perguntas sobre o currículo da sua escola para que possa avaliar você mesmo.

As crianças, quando aprendem sobre questões sexuais na escola ou fora da escola, provavelmente terão muitas perguntas. O tópico certamente pode ser confuso. Os pais devem estar abertos para continuar o diálogo e responder a perguntas em casa. Isto é especialmente verdadeiro se você quiser que seus filhos entendam a sexualidade dentro do contexto dos valores de sua família.

Mudanças corporais e questões sexuais são uma parte importante do desenvolvimento humano. Se você tiver dúvidas sobre como conversar com seu filho sobre eles, peça sugestões ao seu médico.

**Falando sobre sexo para estudantes**

65 Q.	Se eu não me sinto confortável conversando com meus alunos sobre sexo, não é melhor não dizer nada?

A.	É muito comum sentir-se desconfortável falando sobre sexo. No entanto, não devemos deixar que isso nos impeça de educar nossos alunos. Falar sobre fatos é uma forma eficaz de combater a apreensão.

66. Q.	Eu não tive muita educação sexual quando era jovem e isso não me afetou. Não é melhor deixar as crianças pegarem o que precisam saber em seu próprio tempo?

A.	Os jovens constantemente captam mensagens sexuais, muitas das quais não promovem uma sexualidade saudável, incluindo mensagens comerciais que são do interesse dos anunciantes, e desinformação de seus pares. Evitar falar sobre sexualidade só ensina os jovens a se sentirem desconfortáveis com a sexualidade.

67 Q.   Não é verdade que se você conversar com crianças sobre sexo, elas irão experimentar?

A.   As crianças que estão bem informadas e confortáveis em falar sobre sexualidade são as menos propensas a ter relações sexuais quando são adolescentes. A falta de informação apresenta maiores riscos.


68 Q.   Ouvi dizer que ensinar os alunos sobre sexo apenas os encoraja a fazer sexo. Isso é verdade?

A.   Não. A educação em sexualidade não está estritamente focada em como fazer sexo. Inclui um foco em valores, tomada de decisão, biologia, emoções, identidade de gênero e sentimentos sexuais. Também apresenta abstinência, retardando o primeiro sexo, limitando o número de parceiros e sexo seguro. Uma revisão de literatura da Organização Mundial da Saúde concluiu que "não há apoio para a alegação de que a educação sexual incentiva a experimentação ou o aumento da atividade. Se algum efeito for observado, quase sem exceção, é em... o início adiado da relação sexual e / ou o uso efetivo de contraceptivos ".

69 Q.    O ensino sobre sexo nas escolas o tira de casa?

A.    Estudos descobriram que o oposto é verdadeiro. Os programas de educação em sexualidade resultam em uma comunicação aumentada entre os pais e a criança sobre sexualidade. (Alford, S. "Comunicação entre pais e filhos: promovendo a juventude saudável", defensores da juventude, setembro de 1995.)

70 Q.    Por que as escolas não podem ensinar seus alunos a não fazer sexo? As escolas devem promover a abstinência.

A.	É política de educação governamental que todas as escolas incluam um foco

abstinência. A educação escolar consiste em preparar os jovens para uma vida adulta saudável e satisfatória. Proporcionar educação sexual abrangente assegura isso. A educação abrangente sobre sexualidade promove o adiamento do primeiro sexo (com um parceiro sexual e o sexo seguro considerados como as melhores alternativas). Os programas escolares que têm sido mais eficazes em ajudar os jovens a se absterem discutem tanto a abstinência quanto a contracepção.